ANGÈLE DEREUZE.

APPENDICE

AUX

MÉMOIRES PUBLIÉS

SUR LES

INHUMATIONS PRÉCIPITÉES.

IMPRIMERIE DE GUSTAVE GRATIOT.
11, rue de la Monnaie.

ANGÈLE DEREUZE

APPENDICE

AUX MÉMOIRES PUBLIÉS

SUR LES

DANGERS DES INHUMATIONS PRÉCIPITÉES

ET SUR

LA NÉCESSITÉ DES MAISONS OU DÉPOTS MORTUAIRES

Adressé

A LL. MM. Louis-Philippe Ier et Frédéric-Guillaume IV

PAR H. LE GUERN

DE LA SOC. POLYM. DU MORBIHAN, DE L'ATHÉNÉE DU BEAUVAISIS, ETC.

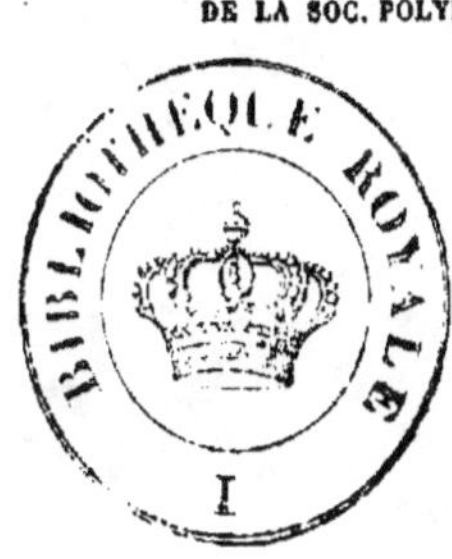

> « Malheureusement, les héritiers sont si pressés
> « de succéder, que, *très souvent*, surtout dans les
> « campagnes, où l'on n'a pas deux chambres....
> « *on active tant qu'on peut les inhumations.* »
>
> DUPIN aîné. — *Lettre à l'auteur.*

> « Le respect pour la vie de nos semblables, n'est
> « pas encore suffisamment enseigné dans nos so-
> « cietes modernes. Un mort ne nous semble guère
> « qu'un partant qui cède sa place, et dont le retour
> « serait plus gênant qu'utile. »
>
> E. SOUVESTRE. — *Lettre à l'auteur.*

> « En lisant votre dernière brochure, il est im-
> « possible que les plus apathiques ne soient tou-
> « ches de votre zèle et des raisons puissantes que
> « vous opposez à vos contradicteurs. »
>
> P.-J. BÉRANGER. — *Lettre à l'auteur.*

PARIS

CHEZ DENTU, LIBRAIRE-ÉDITEUR

GALERIE D'ORLÉANS. — PALAIS-ROYAL.

ET CHEZ L'AUTEUR, 98, RUE DU BAC.

1846

AVANT-PROPOS.

« M. Le Guern vient de publier une troisième
« brochure sur les *dangers des inhumations pré-*
« *cipitées*. Dans ce nouveau mémoire, plein de
« faits aussi intéressants que terribles, l'auteur
« a discuté toutes les considérations morales,
« théoriques et pratiques qui se rapportent à
« son sujet. Il a particulièrement insisté sur l'in-
« suffisance absolue de tous les signes de la mort,
« à part un seul, la putréfaction. Cette discus-

« sion, appuyée sur des expériences, *sur l'auto-*
« *rité des plus illustres médecins* (1) et sur la
« logique encore plus éloquente des faits, *dé-*
« *montre clairement l'imprévoyance déplorable de*
« *la législation actuelle sur les inhumations,* etc.
« Les Chambres devraient prendre en considé-
« ration les projets de réforme et les remèdes
« que M. Le Guern propose dans ses pétitions et
« ses excellents mémoires.

« Docteur B***. »

(Extrait d'un compte rendu. *Revue Indépendante,* du 25 janvier 1846.)

A l'occasion de son précédent mémoire, inti-
tulé : *Nouvelles considérations, morales, théoriques*

(1) C'est effectivement sur l'autorité des plus illustres médecins
que je me suis toujours appuyé, — Portal, Orfila, etc. — Mais, le
croirait-on ? il y a des médecins qui tiennent deux langages : *un
langage scientifique* dans lequel je me trouve naturellement à l'abri
de toute attaque ; *un vaniteux langage de salon* dans lequel je suis
journellement mis en cause et *condamné !*

et pratiques sur la coutume imprévoyante, anti-chrétienne et homicide des inhumations précipitées, mémoire dont la *Revue Indépendante* a rendu compte dans les termes ci-dessus relatés, l'auteur a reçu la lettre suivante de M. le Ministre de la guerre :

« Monsieur, j'ai communiqué au conseil de « santé des armées de terre l'opuscule que vous « m'avez adressé, et qui traite du danger des « inhumations précipitées.

« Ce conseil (1) m'a fait connaître que le sujet « traité par vous dans cette brochure est assez « important pour qu'il y ait utilité à la répandre, « et il m'a proposé d'en autoriser l'achat pour « les bibliothèques des hôpitaux militaires.

« J'ai, en conséquence, donné l'ordre de « faire comprendre cet ouvrage dans la liste de

(1) Composé de MM. Moizin, Gasc, Bégin, Pasquier, Brault, baron Michel, Baudens, Judas, secrétaire. — *Note de l'auteur.*

« ceux qui pourront être accordés cette année
« aux établissements dont il s'agit, etc. »

2 février 1846.

ANGÈLE DEREUZE.

« Tous les progrès de la médecine se réunissent
« pour prouver que la décomposition est la seule
« preuve acceptable d'une mort prochaine. »
           Voyez *l'Époque* du 8 janvier 1846.

Comme si l'INSUFFISANCE DÉMONTRÉE des vérifications scientifiques n'exposait pas trop fréquemment
les citoyens au supplice horrible d'un *enterrement
prématuré;*

Comme si, devant cette insuffisance, le délai fixé
par la loi, avant l'inhumation, n'était pas notoire-
ment et déplorablement trop court;

Comme si, — terreur honteuse! — voyant nos
frères chanceler sur la pente rapide de l'éternité,
nous ne détournions pas assez précipitamment la
vue;

Comme si, d'ailleurs, dans mille cités (1), chaque

(1) Notamment dans les hôtelleries.

jour, des témoins... infâmes ne se concertaient pas pour tromper l'officier de l'état civil sur l'heure *véritable* des décès;

Comme si l'indifférence et la cupidité ne s'associaient pas assez éhontément, sous nos yeux, pour en remontrer à la Mort;

Et comme si la Mort, hélas! ne faisait point d'assez grands ravages par elle-même;

Je le dis en gémissant :

Des gardiens de la loi, des maires en sont venus au point de couronner l'œuvre d'iniquité contre laquelle, *moi qui ne suis pas de la partie* (1), je m'élève depuis quinze années avec non moins de conviction que de désintéressement (2).

A l'appui de ma dénonciation civique, — dont je souhaite que chacun me sache gré,—voici, entr'au-

---

(1) Celui qui a dit cela, en termes fort aigres, a récemment fourni une nouvelle preuve, je ne dirai pas de son ignorance ou de sa légèreté, mais de l'insuffisance des vérifications d'une science dont il fait, lui, *officiellement* partie. Il a pris un vivant pour un mort. Toutefois, il persiste à se croire infaillible. A ses yeux, Portal, Orfila, La Corbière, Villeneuve, Le Brun, etc., doivent être des praticiens à courte vue.

(2) Sur chaque 1,000 exemplaires de ses *Mémoires*, l'auteur en a toujours fait distribuer gratuitement environ 800.

tres exemples, un récit fidèle de ce qui vient de se passer à une portée de canon de la capitale ; oui, sous l'administration vigilante, mais, certes, à l'insu des dignes magistrats qui relèvent immédiatement de M. le Ministre de l'intérieur.

Avant d'aller plus loin, je préviens que j'ai sous les yeux :

1° Une copie de l'acte mortuaire, certifiée : L*** (1), adjoint.

2° Un extrait du registre des actes d'inhumation, certifié : S***, curé, chanoine honoraire.

De l'examen de ces pièces, il résulte :

Que le 9 janvier 1846, à huit heures du soir, une pauvre jeune fille nommée Angèle Dereuze, est morte à M. . . . . (Seine).

Que le lendemain matin, 10 janvier, à huit heures, déclaration de ce décès a été faite à la mairie par les sieurs R*** et B*** (2), tous deux demeurant audit M. . . . .

____

(1) Dans le manuscrit adressé au gouvernement on a rempli les blancs ici ménagés à dessein, avec de fausses initiales.

(2) Il n'est sans doute pas indifférent de faire remarquer que le second témoin B** remplissait en même temps les fonctions de secrétaire de la mairie.

Et que la cérémonie des funérailles a eu lieu le même jour, 10 janvier, entre trois et quatre heures ; c'est-à-dire avant les délais fixés par la loi !

Pourquoi une telle précipitation ?

Angèle Dereuze a-t-elle succombé sous l'atteinte d'une maladie contagieuse, pestilentielle ?

Non. Elle est morte subitement, étant au bain.

Le corps d'Angèle Dereuze était-il donc dans un état avancé de putréfaction ? dans un état compromettant pour la santé publique ?

Rien de tout cela (1).

Et qui le prouve ?

C'est une déposition de la femme N... (2), à qui le corps a été remis pour être enseveli ;

C'est, — outre le silence de l'autorité locale en présence d'une telle manifestation, — c'est la déposition d'une foule d'habitants de M........ qui, voyant passer le modeste convoi, se sont écriés :

Si le Préfet de police le savait !

Si le Ministre le savait !

Si le Roi le savait !

Ces propos-là ont été recueillis par un homme

(1) J'ajoute que le jour de l'enterrement il faisait très froid.
(2) Elle vient de mourir à l'hospice.

digne de foi. Voilà pourquoi je veux que le Roi, le Ministre de l'intérieur et le Préfet de police, qui sont véritablement les amis, les pères du peuple, soient informés de la chose.

Que n'ai-je été prévenu à temps ! Je connaissais un peu Angèle Dereuze; et, certes, le secrétaire..., M. le maire, veux-je dire, aurait facilement cédé aux remontrances les plus simples de la charité.

Lorsqu'on se reporte aux événements que la Presse ne cesse de signaler (1), *et qui sont si rarement démentis !* — n'est-il pas permis d'élever des doutes sérieux sur la réalité du décès de tous ceux qui, *hâtivement*, sont exposés au grand air, puis ensevelis, puis cloués dans le cercueil, puis enterrés? — *Surtout les enfants que l'on croit morts-nés?*

Ce qui se pratique de nos jours, à l'égard des individus réputés morts, équivaut à un assassinat.

(1) Pour motiver une réforme dans la législation, il ne serait aucunement nécessaire que les événements dont il s'agit fussent aussi nombreux qu'il est permis de le supposer. La question se réduit à savoir si les praticiens peuvent se méprendre sur les signes de la mort. Or c'est ce dont on ne peut douter, *scientifiquement parlant.*

Remarquons, en outre, qu'il y a de bons et de mauvais praticiens, de même qu'il y a de bons et de mauvais légistes. Au moyen des *salles d'attente* toutes les craintes seraient dissipées.

On frémit, en songeant aux conséquences qui doivent résulter, de temps à autre, d'une pareille violation des lois saintes de l'humanité !

Je sais un endroit peu éloigné de Paris, où, pour ménager les nerfs apparemment trop délicats de cinq ou six belles pensionnaires, on est parvenu à se *débarrasser* promptement d'un mort, — ou prétendu tel, — et ce, à la connaissance de l'officier de l'état civil, qui a complaisamment délivré le permis d'inhumer. La cérémonie s'est accomplie à huit heures du matin : or, le décès datait seulement de la veille, sept heures du soir...

La noble expédition ! Il est vrai que les belles pensionnaires n'ont pas été exposées à passer toute une seconde nuit sous le même toit qu'un mort.

Le pauvre diable dont il s'agit n'était pas, comme Angèle Dereuze, éloigné de sa famille ; j'atteste, avec un chagrin mêlé de honte, j'atteste qu'il avait un fils à ses côtés...

Ah ! si l'on pouvait tout dire !...

Les amis de l'humanité devraient se réunir pour supplier le gouvernement de faire constater jusqu'à quel point sont violées, soit dans les villes, soit surtout *dans les campagnes*, les dispositions déjà si peu préservatrices de la loi sur les inhumations.

Lorsqu'il s'agit de la sûreté générale, il ne faut laisser à la destinée que ce que notre prudence et notre génie ne peuvent ni dominer ni prévenir.

Aidons-nous, le ciel nous aidera.

———

Puisse ce nouvel opuscule servir de réponse à cette récente assertion du noble Pair de France M. le Comte de Tascher, que *les mesures les plus propres à prévenir tout accident étaient prescrites et observées* (1) !

Hélas ! non.

« La plupart des épreuves conseillées jusqu'à ce
« jour pour distinguer la mort réelle de la mort ap-
« parente sont équivoques et insuffisantes.... Les
« dispositions législatives actuellement en vigueur
« relativement aux inhumations, en supposant même
« qu'elles soient rigoureusement observées, peuvent

(1) Voyez le *Moniteur* du 20 mai 1846, séance de la Chambre des Pairs. Les paroles ci-dessus ont été prononcées à l'occasion d'une pétition remarquable autant par le fonds que par la forme, et relative aux mesures à prendre pour prévenir le retour des *inhumations d'individus vivants.* Cette pétition, rédigée par M. Du Faï, — *pris pour mort il y a quelques années!* — était appuyée par M. le docteur La Corbière dans les termes suivants :

« Je soussigné, docteur en médecine de la Faculté de Paris,

« ne pas empêcher, dans certains cas, que l'on n'en-
« terre des individus vivants. » ORFILA, *Médecine légale.*

Ajoutons ici, avec l'illustre Portal, que LA PU-
TRÉFACTION EST LE SEUL VRAI SIGNE DE MORT.

Or, telle est l'opinion *intime* de tous les praticiens,
même de L** qui, par un esprit de corps mal com-
pris, et par mauvaise humeur, tient effrontément,
vis-à-vis certaines personnes, un langage opposé. —
V. la note 1, p. 6.

Adressez, — me disait l'autre jour M. le docteur
Le Brun (1), — adressez une nouvelle pétition aux
Chambres, et je la signerai, et je déclarerai que vous
avez souverainement raison.

C'est ce que m'ont également dit ou écrit plusieurs
autres médecins dont je ne puis ici publier les noms.

membre de la Légion d'Honneur, etc., joins bien volontiers, bien in-
stamment mes vœux à ceux de l'honorable pétitionnaire, pour la
réalisation des améliorations sociales qu'il sollicite à si juste titre des
hauts pouvoirs de l'État; améliorations qui, en partie du moins — les
inhumations prématurées — font en ce moment l'objet des médita-
tions d'une commission scientifique à laquelle j'ai l'honneur d'appar-
tenir; qui sont déjà acquises à d'autres pays beaucoup moins avancés
que le nôtre en civilisation, ET QUI NE SAURAIENT, SOUS PEINE DE LÈSE-
DIGNITÉ NATIONALE ET DE LÈSE-HUMANITÉ, ÊTRE PLUS LONGTEMPS REFUSÉES A
LA FRANCE PROGRESSIVE ET LIBÉRALE. »   LA CORBIÈRE, D. M. P.

Paris, 1846.

(1) Ce jeune et savant praticien réside à Argenteuil.

FIN.